零起点耳穴使用教程

贴 耳 豆

主　编　睢明河

编　委　张春艳　王文霞　周明亮

　　　　王健彤　刘冰云

中国中医药出版社

· 北 京 ·

图书在版编目（CIP）数据

贴耳豆：零起点耳穴使用教程 / 睢明河主编 . —北京：中国中医药出版社，2015.5（2021.5 重印）

ISBN 978-7-5132-2453-6

Ⅰ . ①贴… Ⅱ . ①睢… Ⅲ . ①耳—穴位疗法—教材 Ⅳ . ① R245.9

中国版本图书馆 CIP 数据核字（2015）第 068707 号

中 国 中 医 药 出 版 社 出 版

北京经济技术开发区科创十三街 31 号院二区 8 号楼

邮政编码 100176

传真 010 64405721

廊坊市晶艺印务有限公司印刷

各地新华书店经销

*

开本 787×1092 1/64 印张 3.25 拉页 1 字数 53 千字

2015 年 5 月第 1 版 2021 年 5 月第 3 次印刷

书号 ISBN 978-7-5132-2453-6

*

定价 25.00 元

网址 www.cptcm.com

前　言

2009 年，应中国中医药出版社之邀编写《最新国家标准针灸穴位挂图》。通过三年多的摸索、与编辑的沟通，不断碰撞出灵感的火花，至今已合作出版了近十种针灸类图书。作品得到广泛认可是值得欣慰的，而对我个人来讲，最重要的是完成了从教师到作者的角色转换——从"我想写什么"，到换位思考"读者需要什么"，这是个大进步。

编写这本《贴耳豆》的目的就是希望满足老百姓的需求：看一本小书，浅显易懂，读图治病；学一种疗法，方便安全，价廉有效。

本书主要介绍贴耳豆对近 80

种疾病的治疗，每种疾病配一张彩色耳穴图，标明所选的穴位，做到一病一图，即看即用。另附关于耳压疗法的基础知识及"耳穴速查一图通"。

经济、科技的发展给我们带来丰厚的物质享受，环境污染问题却不期而至。同样，医学的进步给我们提供更高级的治疗手段，也带来治疗过度的弊端。作为中国传统疗法的一种，贴耳豆因其痛苦小、无副作用，堪称"绿色疗法"，因而广受欢迎。希望这本小书，可以陪伴您从小处做起，治病疗疾，在探索健康的路上拨开云雾见蓝天。

睢明河
于北京中医药大学针灸推拿学院
2015 年 3 月

目录

contents

贴耳豆能治哪些病

1. 疼痛性疾病：如各种扭挫伤、头痛和神经性疼痛等。

2. 炎性疾病及传染病：如急慢性结肠炎、牙周炎、咽喉炎、扁桃体炎、胆囊炎、流感、百日咳、菌痢、腮腺炎等。

3. 功能紊乱性疾病：如胃肠神经官能症、心脏神经官能症、心律不齐、高血压、眩晕症、多汗症、月经不调、遗尿、神经衰弱、癔症等。

4. 过敏及变态反应性疾病：如荨麻疹、哮喘、过敏性鼻炎、过敏性结肠炎、过敏性紫癜等。

5. 内分泌代谢紊乱性疾病：如

甲状腺功能亢进或低下、糖尿病、肥胖症、围绝经期综合征等。

6. 其他：耳穴可催乳、催产，预防和治疗输血、输液反应，同时还有美容、戒烟、戒毒、延缓衰老、防病保健等作用。

怎样选择耳穴

1.按相应部位选穴：当机体患病时，在耳郭的相应部位上有一定的敏感点，它便是本病的首选穴位，如胃痛取"胃"穴等。

2.按脏腑辨证选穴：根据脏腑学说的理论，按各脏腑的生理功能和病理反应进行辨证取穴。如脱发取"肾"穴，皮肤病取"肺""大肠"穴等。

3.按经络辨证选穴：即根据十二经脉循行和其病候选取穴位。如坐骨神经痛，取"膀胱"或"胰胆"穴，牙痛取"大肠"穴等。

4.按西医学理论选穴：耳穴中一些穴名是根据西医学理论命名

的，如"交感""肾上腺""内分泌"等。这些穴位的功能基本上与西医学理论一致，故在选穴时应考虑其功能，如炎性疾病取"肾上腺"穴。

5. 按临床经验选穴：临床实践发现有些耳穴具有治疗本部位以外疾病的作用，如"外生殖器"穴可以治疗腰腿痛。

贴耳豆的步骤

贴耳豆，又叫压丸法，是在耳穴表面贴敷压丸的一种简易疗法。这种方法既简便易行，又安全无痛，无副作用，目前广泛应用于临床，不仅能收到毫针、埋针法同样的疗效，而且不易引起耳软骨膜炎。本法能起到持续刺激的作用，患者可以不定时地在贴敷处按压以加强刺激。对于一些老年性慢性支气管炎、高血压、胆石症、遗尿等慢性病患者更为适用。

1. 所需材料：压丸法所选材料可就地取材，如油菜籽、小米、莱菔子、王不留行籽等，以王不留行籽为最好。并准备胶布、镊子或止血钳。

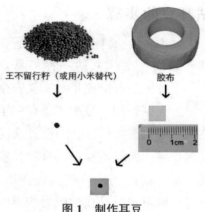

图1 制作耳豆

2.耳豆的制作方法

（1）应用时，将备用胶布剪成0.7厘米×0.7厘米大小的方块，把一粒王不留行籽贴附在胶布中央（图1）。胶布和王不留行籽可在任何一家中药店买到。王不留行籽

王不留行籽（或用小米替代）　　胶布

是一种中药，具有行血通经、催生下乳、消肿敛疮之功效，主治妇女经闭、乳汁不通、难产等病证。但在这里主要是起对耳穴的机械压迫作用，如果确实买不到或不方便去买，亦可用小米代替。

（2）直接购买已制作好的耳豆板：如果你觉得上述制作耳豆的过程较麻烦，或用的耳豆比较多，也可以到药店、医疗器械商店或专卖针灸器械的商店甚至网上购买已制作好的耳豆板（图2）。

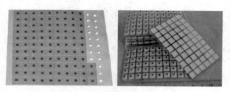

图2　可直接买到的耳豆板

3. 耳穴探查：人体有病时，往往会在耳郭的相应穴区内出现反应，如胆囊病在胰胆穴、肺病在肺区等。针刺时，只有直接刺激这些反应点，才会获得较好的效果。由于各人耳郭的形状和大小不一样，加上前面所介绍的耳穴区域相对较反应点为大，故临床上使用耳穴时，不能只根据所规定的部位，还要进一步在此部位内探查出反应点的位置。这就叫耳穴探查方法。

耳穴探查法常用的有三种：

（1）直接观察法：用肉眼或借助放大镜，在自然光线下，观察耳郭各穴区有无变形、变色的征象，如脱屑、丘疹、硬结等。

（2）压痛法：先根据病人病情，

选取耳穴，然后用毫针柄或弹簧探棒或止血钳进行探压。探压时压力要均匀，从穴区周围向中间按压。当探棒压迫到痛点时，病人会出现皱眉、眨眼、呼痛或躲闪反应。此时可稍用力按压一下，做一个标记，以便针刺。少数病人的耳郭上一时找不到压痛点，可先按摩一下该区域，再行探压。

（3）电测定法：是以特制的电子仪器测定耳穴皮肤电阻、电位等变化。如电阻值降低，导电量增加，形成良导点者，可作为治疗点。

4. 贴豆方法：用镊子或止血钳夹住耳豆胶布的外缘（图3），贴敷在选用的耳穴上（图4）。镊子或止血钳在医疗器械商店或一般的药店均可买到。

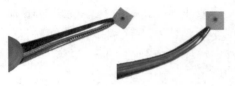

图 3　夹耳豆

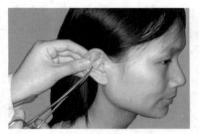

图 4　贴豆方法

　　5.按压耳豆:每日自行按压 3 ~ 5次（图5），每次每穴按压30 ~ 60秒，3 ~ 5日更换 1 次，双耳交替。

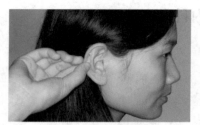

图 5　按压耳豆

6. 注意事项：刺激强度视患者情况而定，一般儿童、孕妇、年老体弱、神经衰弱者用轻刺激法，急性疼痛性病证宜用强刺激法。

使用中应防止胶布潮湿或污染，以免引起皮肤炎症。个别患者可能对胶布过敏，局部出现红色粟粒样丘疹并伴有痒感，可加用屏尖穴或改用毫针法治疗。耳郭皮肤有炎性病变、冻疮等不宜采用。

内科疾病

感　冒

　　主要症状：初期可有喷嚏、鼻塞、流清水样鼻涕等症状。2～3天后鼻涕变稠，常伴咽痛、流泪、味觉减退、呼吸不畅、声嘶等。一般无发热及全身症状，或仅有低热、不适、轻度畏寒、头痛。

　　感冒又称"伤风"，可因受凉、淋雨、气候突变、过度疲劳等而发病。患者要注意休息，多饮水，促使发汗与利尿。

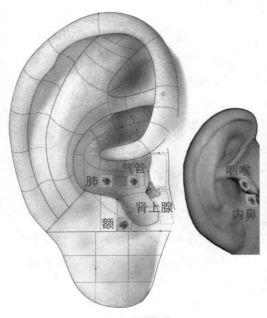

肺　气管　咽喉

肾上腺　内鼻

额

图 6　感冒取穴

哮 喘

典型症状：发作前，常有咳嗽、胸闷、喷嚏等炎症症状，继而出现呼吸困难、喉间痰鸣。患者被迫端坐呼吸、张口抬肩，甚则出现唇、指紫绀等缺氧现象。

本病可发于任何年龄和季节，尤以寒冷季节和气候骤变时多发。其发生与外邪侵袭、饮食不当、情志刺激、体虚劳倦等因素有关。对发作严重或哮喘持续状态，应配合药物治疗，同时要注意对原发病的治疗。

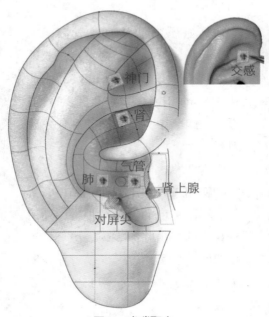

神门

交感

肾

气管

肺

肾上腺

对屏尖

图7 哮喘取穴

高血压

高血压以动脉血压升高，尤其是舒张压持续升高为特点。收缩压等于或高于 160mmHg 或舒张压高于 95mmHg，即可诊断为高血压。是脑卒中、冠心病的主要危险因素。

常见头痛、头晕、乏力等症状。晚期患者常出现头、脑、肾等脏器不同程度的器质性损害，还可有相应的各种临床表现。患者在治疗期间不要突然停药，随着血压降至正常、症状好转，可逐渐减少药量。

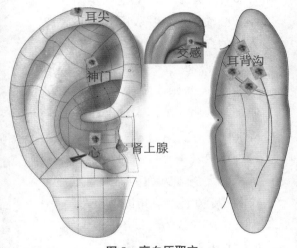

耳尖

交感

神门

耳背沟

心 肾上腺

图8 高血压取穴

心血管神经官能症

心血管神经官能症临床症状多种多样，以疲乏、心前区疼痛、心悸、心动过速、呼吸困难等心血管方面的症状较为突出；其他症状有头昏、头痛、失眠、易激怒、多梦、食欲不振、恶心呕吐、关节痛、肌肉痛、腋部大量出汗、手掌湿冷等。

本病是由于自主神经平衡失调所致，无病理方面的器质性病变。较多见于女性及青年或中年人。

中医学认为心气不足、心血亏虚、心阳不振均可导致本病。

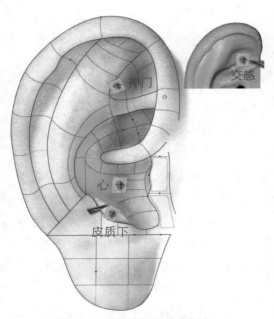

图 9　心血管神经官能症取穴

胃 炎

胃炎是胃黏膜的炎症，分为急性和慢性两类。

主要症状：急性单纯性胃炎起病急骤，多在进食后数小时至24小时发病，表现为上腹不适或疼痛、恶心、呕吐及食欲减退。伴肠炎者则有腹泻、腹痛，腹泻多为烂便或水样便，腹痛以脐周为主。慢性胃炎表现为上腹部不规则的隐痛、钝痛、烧灼痛，伴食欲减退、恶心、饱胀感、嗳气等，其中饱胀感尤以餐后明显。

平时注意饮食规律，即使刺激性食物，保持心情舒畅。

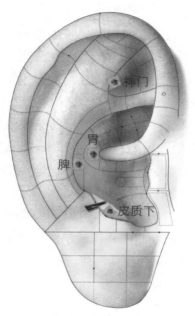

图 10　胃炎取穴

胃十二指肠溃疡

胃十二指肠溃疡主要症状：①上腹部疼痛。可为钝痛、灼痛、胀痛或剧痛，但也可仅感饥饿不适。②恶心、呕吐、嗳气、反酸、唾液分泌过多、反胃等其他胃肠道症状。③全身症状可有体重减轻、乏力、便秘等及失眠等神经官能症的表现。

溃疡出血或穿孔时，应及时采取急救措施或外科治疗，平时注意饮食调护，保持心情舒畅。

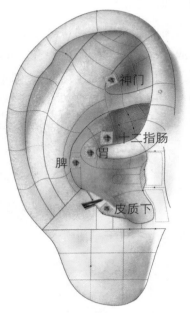

神门

十二指肠

胃

脾

皮质下

图 11 胃十二指肠溃疡取穴

胃下垂

胃下垂主要症状：轻度下垂者一般无症状，下垂明显者有上腹不适、饱胀感以饭后明显，伴恶心、嗳气、厌食、便秘等，有时腹部有深部隐痛感，常于餐后、站立及劳累后加重。长期胃下垂者常有消瘦、乏力、站立性昏厥、低血压、心悸、失眠、头痛等症状。

中医学认为本病的发生多由脾胃虚弱、中气下陷所致。

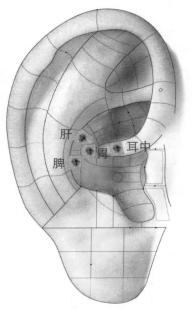

图 12　胃下垂取穴

呃 逆

主要症状：气逆上冲，喉间呃呃连声。轻者可持续数分钟、数小时后不治自愈，重者昼夜不停，数日或数月不愈。

呃逆是由于膈神经受刺激后引起膈肌不自主地间歇性、痉挛性收缩所致。引起呃逆的原发病有：颅内各种病变、中毒、全身感染、颈髓部病变、神经官能症、胸腹腔内疾患、膈肌本身病变等。多由寒冷、过食、情志不畅诱发。

对于反复发作的慢性、顽固性呃逆，应积极查明并治疗原发病。

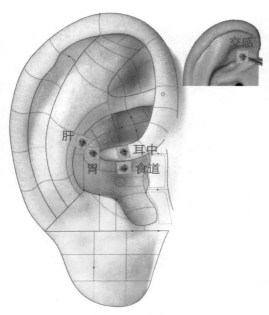

肝

耳中

胃　食道

交感

图 13　呃逆取穴

便　秘

主要症状：大便秘结不通，排便间隔时间延长，或虽不延长而排便困难，可兼腹满胀痛、胃纳减退等。

便秘是常见的症状，可由肠道器质性疾病引起，但多数属于功能性，可因排便动力缺乏、食物含纤维成分太少、直肠反射迟钝或丧失、肠道功能疾病引起。

平时坚持体育锻炼，多吃蔬菜水果及粗纤维食物，养成定时排便的习惯。

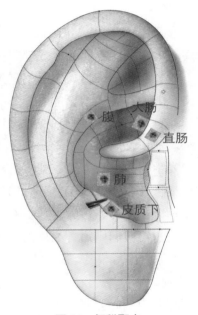

腹　大肠

直肠

肺

皮质下

图 14　便秘取穴

阳　痿

主要症状：虽有性欲，但企图性交时，阴茎不能勃起或勃起不坚，或勃起不能维持一定时间，致性交不满足。

阳痿可分为器质性和精神性两种。器质性阳痿多由于阴茎、睾丸等发生器质性病变及其他疾病所致；精神性阳痿多由于紧张、抑郁等精神因素所致，占大多数。有许多药物也可引起阳痿，如抗高血压药、心脏病药、利尿药、镇静药、抗精神病药等。

患者要消除紧张心理、客服悲观情绪、树立信心。

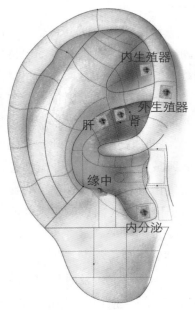

内生殖器

外生殖器

肝　肾

缘中

内分泌

图 15　阳痿取穴

尿潴留

主要症状：小便点滴难出，甚则闭塞不通，小腹胀满。排尿虽然困难，但无明显的尿急、尿痛。

引起尿潴留的原因很多：阻塞性尿潴留可由前列腺增生、尿道狭窄、膀胱或尿道结石、肿瘤等阻塞膀胱颈或尿道而引起。非阻塞性尿潴留可由脑肿瘤、脑外伤、脊髓损伤、周围神经疾病以及手术和麻醉等引起。

膀胱充盈过度，耳压治疗一小时后仍不缓解，应及时导尿。机械性梗阻或神经损伤引起者，需明确病因，采取相应措施。

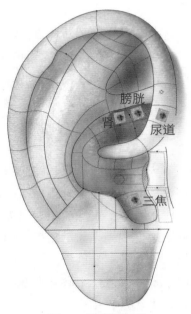

膀胱

肾

尿道

三焦

图 16 尿潴留取穴

尿失禁

主要症状：在清醒状态下小便不能控制而自行流出，或因咳嗽、喷嚏、行走、直立、用力、心情急躁、激动、大笑、高声呼叫、受到惊吓或听到滴水声时，小便自行流出。

尿失禁是由于膀胱括约肌损伤或神经功能障碍而丧失排尿自控能力，使尿液不自主地流出。尿失禁可见尿道上裂等先天性疾患，妇女产伤、骨盆骨折等创伤，成人的前列腺手术、尿道狭窄修补术及儿童的后尿道瓣膜手术等。

注意对原发病的治疗，加强锻炼，经常做收腹、提肛练习。

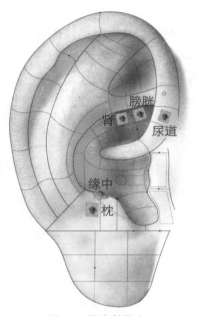

膀胱

肾

尿道

缘中

枕

图 17　尿失禁取穴

脱　肛

主要症状：早期排便时直肠黏膜脱出，便后自行复位；日久失治，直肠全层或部分乙状结肠突出，甚至咳嗽、负重、行走、下蹲时也会脱出，而且不易复位，需要用手推回或卧床休息后，方能复位。

脱肛多见于儿童、经产妇和年老体弱者。

重度脱肛或局部感染者应综合治疗；对诱发原因如慢性咳嗽，长期腹泻、便秘者，积极治疗原发病。平时练习收腹、提肛。

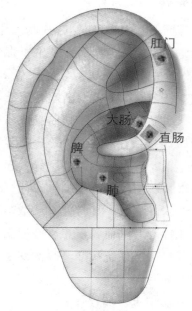

肛门

大肠

直肠

脾

肺

图 18 脱肛取穴

糖尿病

糖尿病主要表现：①代谢紊乱。胰岛素依赖型糖尿病多发生于青少年，起病较急，病情较重，烦渴、多饮、多尿、多食、消瘦、疲乏等症状明显或严重。非胰岛素依赖型糖尿病多发生于40岁以上成年和老年人，较多患者体型肥胖，起病缓慢，病情较轻，不少患者甚至无代谢紊乱症状。②常伴有动脉粥样硬化性心及脑血管疾患、糖尿病性肾病、神经系统病变、眼部病变等多种并发症。

病情重、病程长者，积极配合药物治疗。因糖尿病患者皮肤容易化脓感染，注意严格消毒。

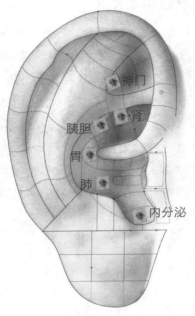

神门
肾
胰胆
胃
肺
内分泌

图 19　糖尿病取穴

甲状腺功能亢进

常见症状：多食、消瘦、怕热、多汗、心悸、易激动，甲状腺常肿大，不少弥漫性甲状腺肿大患者伴有不同程度眼球突出。

甲亢是甲状腺激素分泌过多所致的一种常见内分泌疾病。女性较男性多见，多于 20 ~ 40 岁发病。常因精神刺激、创伤及感染等应激情况而诱发或使病情加重。

注意饮食调摄，保持精神愉快。

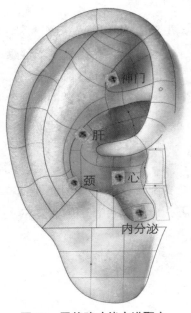

神门

肝

颈   心

内分泌

图 20   甲状腺功能亢进取穴

假性球麻痹

主要表现：说话不清、吞咽困难、饮水易呛、声音呈痉挛性爆破性、流涎等。常伴有情感障碍，如表情淡漠或悲哀，不自主的强哭强笑等。

假性球麻痹是中风的严重并发症，由于支配咽喉部肌群运动的疑核及支配舌肌的舌下运动神经核上损害，出现以舌、咽喉为主的一组症候群。

要积极治疗原发病。

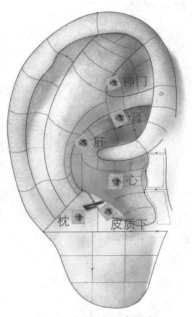

图 21　假性球麻痹取穴

脑动脉硬化

主要症状：头痛、眩晕、耳鸣、眼花、肢体麻木、震颤、失眠多梦、记忆力减退、反射异常。

脑动脉硬化是一种慢性脑血管疾病，因脑动脉粥样硬化、动脉腔变窄，导致脑供血障碍。起病缓慢，逐渐加重。

本病的形成原因很多，如脂肪与胆固醇代谢异常、高血压、糖尿病、肥胖、吸烟等。可继发于中风、震颤、痴呆、假性球麻痹。

积极治疗原发病，养成良好的生活习惯。

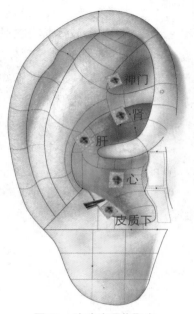

神门

肾

肝

心

皮质下

图 22　脑动脉硬化取穴

中风偏瘫

主要症状：一侧肢体肌力减退、活动不利或完全不能活动，常伴有同侧肢体的感觉障碍如冷热不知、疼痛不觉等。伴见舌体僵硬、偏斜，语言、吞咽不利，口角歪斜。

偏瘫，又叫"半身不遂"，是最常见的中风后遗症。

患者要积极进行康复训练，并注意防治褥疮。

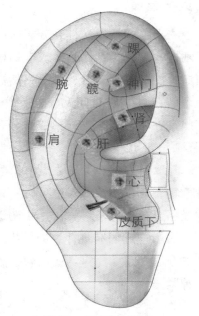

图 23 中风偏瘫取穴

三叉神经痛

主要症状：三叉神经分布区内刀割样、撕裂样、针刺样或电灼样剧痛，持续数秒至数分钟，突然消失缓解，过一段时间又突然发作。疼痛常在单侧第2支或第3支分布区，第1支很少发病。

三叉神经痛分为原发性和继发性两种，顽固难治。对继发性三叉神经痛要查明病因，采取适当措施

患者应起居有规律，即使生冷辛辣刺激性食物，避免情绪过激、精神紧张。

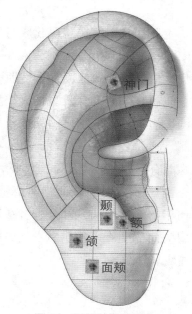

神门

颞
额
颌
面颊

图 24 三叉神经痛取穴

面　瘫

主要症状：多在清晨起床时发现闭目不全、口角歪斜。2～3天内症状最严重。病侧面部表情肌瘫痪，前额皱纹消失，眼裂扩大，鼻唇沟平坦，口角下垂，面部被牵向健侧。绝大多数为一侧性。有的在起病前有同侧耳区或面部的疼痛。

面瘫多指周围性面神经麻痹，任何年龄均可发病，部分患者在着凉或头面部受冷风吹拂后发病，故应避免风寒。

面瘫患者应尽早配合针灸治疗。

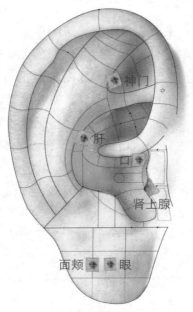

神门

肝

口

肾上腺

面颊　眼

图 25　面瘫取穴

面肌痉挛

主要表现：面部肌肉痉挛，多自眼轮匝肌开始，呈轻微肌肉颤搐。逐渐可向下半部面肌扩展，尤以口角抽搐最为明显，肌收缩时常伴眼裂缩小。每次抽搐持续数秒钟至数分钟，可因精神紧张、疲劳、面部自主运动而加重，多为一侧性，多呈慢性进行性发展，无法自行缓解。

耳压治疗面肌痉挛可缓解症状，减少发作次数及程度。治疗期间，患者应保持心情舒畅，防止精神紧张及急躁。

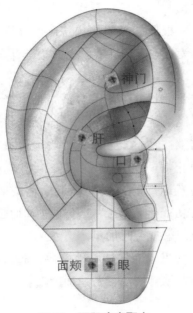

图 26　面肌痉挛取穴

震 颤

根据震颤的症状特点可以将其分为：①震颤麻痹：也称帕金森病，是以震颤、强直及运动减少为三大主要症状的临床综合征，是中老年神经系统的常见病之一。②老年性震颤：发生于老年人，震颤常见于静止时。③动作性震颤：出现于随意运动时，故又称意向性震颤。④功能性震颤：患者注意时加重，或焦虑疲劳时加重。

患者应保持心情愉快，起居有节，饮食清淡，劳逸适度。

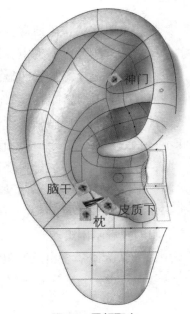

神门

脑干

皮质下

枕

图 27　震颤取穴

舞蹈病

舞蹈病主要症状：早期常有不安宁、易激动、注意力不集中等表现，随着不自主运动的日趋明显而引起注意；继而出现舞蹈样动作，这是一种极快的、不规则的、无目的和不自主的运动，起于一侧面部或一肢，逐渐扩大到一侧，再蔓延至对侧；面部有皱额、弄眉、眨眼、伸舌等奇异表情，严重的病例可有语言、咀嚼及吞咽困难。

中医学认为本病多由风湿阻滞经络或气血亏虚、筋脉失养所致。

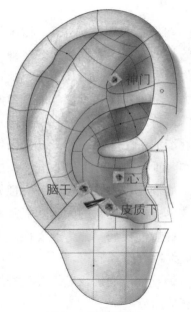

神门

脑干

心

皮质下

图 28 舞蹈病取穴

癫 痫

癫痫俗称"羊痫风",临床常见的类型有:①大发作:突然神志丧失、尖声惊叫、跌仆于地、瞳孔散大、全身肌肉强直性收缩、口吐白沫,持续 1 ~ 3 分钟。抽搐停止后逐渐清醒。②小发作。③局限性发作。④精神运动性发作。

癫痫是因大脑神经元突发性异常放电,导致短暂的大脑功能障碍的一种慢性疾病,分为原发性癫痫和继发性癫痫。

治疗前应明确诊断,并重视原发病的治疗。

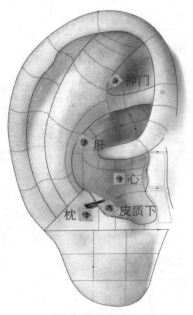

神门

肝

心

枕　皮质下

图 29　癫痫取穴

头 痛

主要症状：头部疼痛。

根据引起头痛原因的不同可将头痛分为血管性头痛、肌紧张性头痛、精神性头痛及全身性疾病、五官科疾病引起的头痛等。血管性头痛又分为偏头痛和丛集性头痛两种，其中以偏头痛最为常见。

对于多次治疗无效或逐渐加重的患者，要查明病因，排除颅内占位性病变。在治疗期间，禁烟酒，适当参加体育锻炼，避免过度劳累和精神刺激。

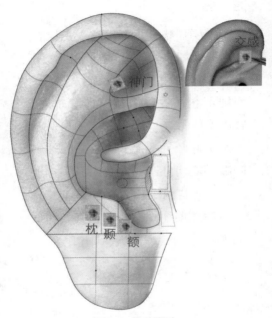

图 30 头痛取穴

眩　晕

主要症状：头晕目眩，视物旋转。轻者如坐舟车，飘摇不定，闭目少顷即可复常；重者突发黑蒙，旋摇不止，昏昏欲倒，难以站立，肾火跌仆。

引起眩晕的疾病很多，除耳鼻咽喉科疾病外，还涉及内科、神经内科及骨科的疾病。

治疗前注意做相关检查，明确病因。

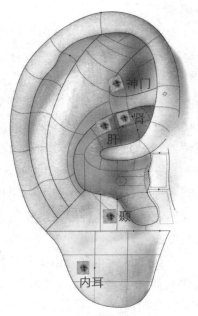

神门
肾
肝
颞
内耳

图 31　眩晕取穴

脑震荡

主要症状：①意识障碍：程度较轻而时间短暂，可以短至数秒钟或数分钟，但不超过半小时。②近事遗忘：清醒后对受伤当时情况及受伤经过不能回忆，但对受伤前的事情能清楚地回忆。③其他症状：头痛、头晕、恶心、厌食、呕吐、耳鸣、失眠、畏光、注意力不集中和反应迟钝等。④神经系统检查无阳性体征。

中医学认为本病乃由头部受伤后瘀血阻于头部经脉，清阳受阻，脑失所养而致。

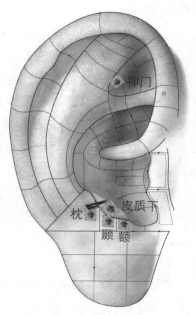

图 32 脑震荡取穴

精神分裂症

主要症状：常见幻觉、思维散漫、情感反应与思维活动及处境不协调等症状，有的表现为情感淡漠，甚至对基本生活需要也表现淡漠。患者完全沉湎在自己的意欲、妄想及幻觉之中，而对周围现实置之不顾，往往喋喋不休。

精神分裂症多见于青壮年。起病可急可慢，病前可有强烈的精神刺激、感染、外伤、中毒等诱因，也可无明显诱因。

中医学认为本病乃由痰、热、瘀蒙蔽清窍或七情内伤、阴阳失调、神失所养而致。

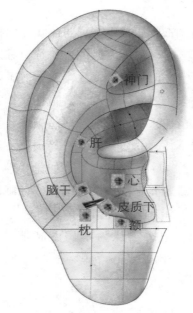

神门
肝
心
脑干
皮质下
枕
额

图 33　精神分裂症取穴

神经衰弱

主要症状：①衰弱症状：如精神易疲乏，反应迟钝，注意力难以集中，记忆困难，工作或学习不能持久，效率减低。②兴奋症状：容易精神兴奋，回忆及联想增多且控制不住。③情绪症状：易烦恼、易激惹。④紧张性疼痛：如紧张性头痛或紧张性肌肉酸痛等。⑤睡眠障碍：如入睡困难，为多梦所苦。

中医学认为本病由肝郁、痰滞、阳亢或心、脾、肝、肾亏虚所致。

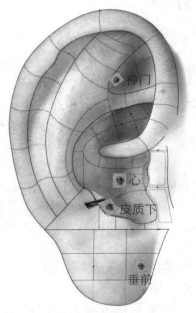

神门

心

皮质下

垂前

图34 神经衰弱取穴

外科疾病

脑损伤后综合征

主要症状：头痛、眩晕、失眠、多梦、注意力不能集中、健忘、不能耐受噪声、耳鸣、眼花、步伐不稳、疲乏、无力、食欲不振、人格改变、消极悲观、抑郁寡欢等。

脑损伤后综合征是患者在脑损伤后数月或数年内仍有头昏、头痛、恶心厌食、疲劳、耳鸣等自觉症状，但神经系统检查并无客观体征的一种综合征。多在脑的轻度器质性损伤和病理改变的基础上，加上患者精神因素所致。

中医学认为本病多因肝郁气滞、瘀血阻络、痰浊阻窍、心脾亏虚等所致。

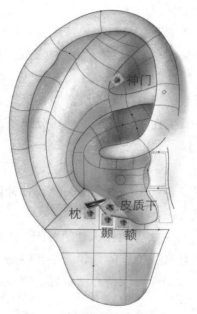

图 35　脑损伤后综合征取穴

乳腺增生

主要症状：多数患者有乳房或乳头疼痛，少数患者无明显症状。疼痛性质多为胀痛，也有刺痛、隐痛或钝痛。乳房肿块双侧多见，也可发生在单侧乳房，肿块分布范围较广，尤以外上象限为多。

乳腺增生病因尚不十分明了，目前多认为与内分泌失调及精神因素有关。

少数病例有恶变的可能，患者要有自我检查的意识，必要时进行手术治疗。保持心情舒畅，忌忧思恼怒。

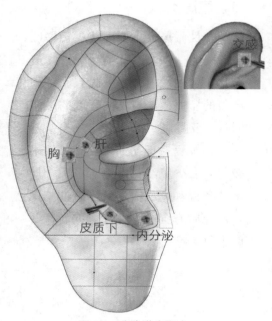

交感

胸　肝

皮质下　内分泌

图 36　乳腺增生取穴

急性阑尾炎

急性阑尾炎主要症状：转移性右下腹痛，伴恶心、呕吐等胃肠道症状。可见发热，右下腹有固定和局限的压痛，甚至不同程度的腹肌紧张、反跳痛。

贴耳豆对于初期未化脓者效果较好，右少腹经常疼痛者可配合局部艾条温和灸或隔姜灸。急性阑尾炎已化脓有穿孔、坏死倾向者，及时外科治疗。

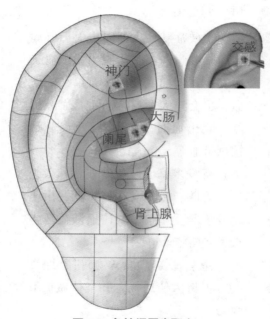

神门
交感
大肠
阑尾
肾上腺

图 37　急性阑尾炎取穴

痔疮

主要症状：大便时出血，肛周疼痛，肛门内部肿物脱出。出血一般发生在便前或便后，有单纯的便血，也会与大便混合而下。血色鲜红，其出血时呈喷射状、点滴状、擦拭带血等。

痔疮多见于经常站立者和久坐者、肥胖者。妇女在妊娠期，由于盆腔静脉受压迫，妨碍血液循环常会发生痔疮。

患者平素少食辛辣刺激性食物，保持大便通畅，并坚持做提肛练习。

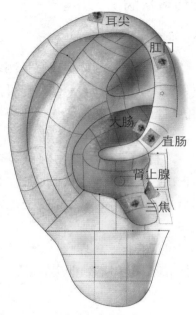

耳尖
肛门
大肠
直肠
肾上腺
三焦

图 38 痔疮取穴

骨伤科疾病

落 枕

主要症状：起床后突感一侧颈项强痛，不能俯仰转侧。疼痛可向同侧肩背及上肢扩散。局部肌肉痉挛，压痛明显。

落枕的发生主要与睡眠姿势不正，枕头过高、过低或过硬，颈部负重过度，风寒之邪侵袭颈部有关。

可配合推拿、理疗。如果落枕反复出现，应考虑颈椎病的可能。

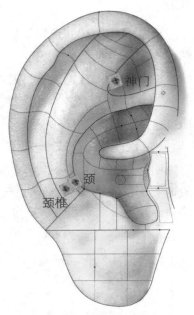

神门

颈

颈椎

图 39 落枕取穴

颈椎病

主要症状：头枕、颈项、肩背等部位疼痛，可见上肢无力、手指发麻，下肢乏力、行走困难，及头晕、恶心、呕吐，甚至视物模糊、心动过速及吞咽困难等。

颈椎病由颈椎退行性变或劳损等原因引起颈椎内外平衡失调从而刺激血管、神经、颈部脊髓而产生一系列症状。

可配合推拿、药物外敷。长期低头工作者应注意颈部保健。

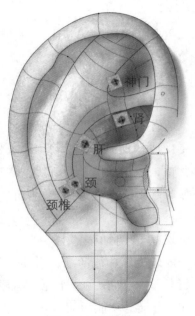

图 40　颈椎病取穴

肩周炎

主要症状：肩部疼痛，肩关节活动障碍。病程较久的可遗留肩部活动障碍和肌肉萎缩。

肩周炎全称是肩关节周围炎简称，是肩部的退行性变，因慢性劳损复受风寒所致。多发于40 ~ 60岁女性，故又称"五十肩"。常有外感风寒史或慢性劳损史，有自愈倾向。

疾病早期加强患肢外展、上举、内外旋等功能活动；后期反复进行外展、上举、内外旋、前屈、后伸、环转等功能活动。

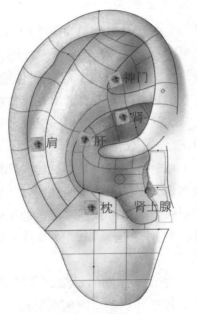

图 41 肩周炎取穴

肱骨外上髁炎

主要症状：肘外侧疼痛无力，肱骨外上髁局限性压痛，有捻发音，握力下降，握拳时疼痛加重，拧衣困难，部分患者可出现疼痛向上臂、前臂及腕部放射。肘关节屈伸正常，前臂旋转受限。

肱骨外上髁炎是常见的肘部慢性损伤，多见于从事旋转前臂、屈伸肘关节和肘部长期受震荡的工作者，如网球运动员，故又称"网球肘"。

疼痛发作期间尽量减少活动，适当休息和制动；疼痛缓解后，逐渐开始在医生的指导下练习肘关节功能活动。

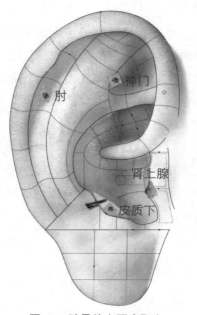

肘

神门

肾上腺

皮质下

图 42 肱骨外上髁炎取穴

腕关节扭挫伤

主要症状：由于受力的部位与方向不同，在腕部相应或相反的部位发生肿胀、酸痛无力，局部有压痛，腕关节功能活动受限。有时有皮下瘀血斑。

腕关节扭挫伤初期要制动，禁止手法治疗；中期在不引起疼痛的前提下进行主动功能锻炼；后期可去医院进行手法治疗。

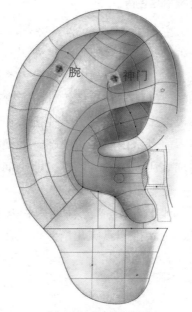

图 43 腕关节扭挫伤取穴

坐骨神经痛

主要症状：腰部、臀部、大腿后侧、小腿后外侧及足外侧出现放射样、闪电样、电灼样或刀割样疼痛，呈阵发性或持续性。通常分为根性坐骨神经痛、干性坐骨神经痛，前者常因咳嗽、喷嚏、大便等增加腹压而加剧，腰椎旁叩击痛明显；后者腰椎旁无叩击痛。

坐骨神经痛急性期应卧床休息，由腰椎间盘突出所致者要卧硬板床，束阔腰带。

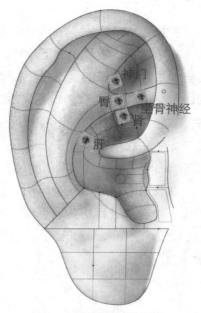

图 44　坐骨神经痛取穴

膝关节骨性关节炎

主要症状：膝关节活动时疼痛并伴有摩擦音，晨起、上下楼梯及久坐、站立时疼痛明显，轻度活动后缓解，劳累及遇寒遇湿后加重。膝关节屈伸时症状明显，有时可见关节交锁。后期疼痛加重，股四头肌萎缩，膝关节强直于半屈曲位。

注意防寒保暖，减少爬山、登楼梯，并适当进行功能锻炼，如游泳和散步、其次仰卧起坐、俯卧撑等。

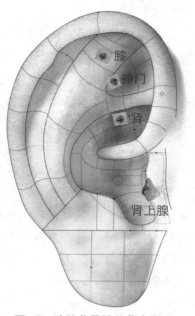

膝

神门

肾

肾上腺

图 45　膝关节骨性关节炎取穴

小腿三头肌损伤

主要症状：局部肿胀疼痛，小腿肌群收缩时疼痛加重。急性损伤时有广泛的皮下出血。局部压痛，被动牵拉小腿肌或主动收缩小腿肌可引起疼痛。行走功能障碍。X线可排除骨折。

小腿三头肌损伤可分为急性损伤和慢性劳损两种。前者多由于肌肉强烈收缩的间接暴力引起，病位多在肌腹或跟腱；后者多发于肌肉与肌腱的联合部或肌肉的起点。有急慢性损伤病史。

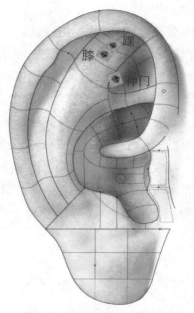

图 46　小腿三头肌损伤取穴

踝关节扭伤

主要症状：踝周肿胀疼痛，可有皮下瘀血。局部压痛明显，内翻或外翻时疼痛加重，损伤严重时可触及韧带凹陷和关节移位。踝关节活动受限，跛行。X线可排除骨折，外翻损伤有时可见撕脱骨折。

踝关节扭伤24小时内瘀肿严重，可局部冷敷。忌穿高跟鞋，以免反复扭伤形成习惯性踝关节扭伤。

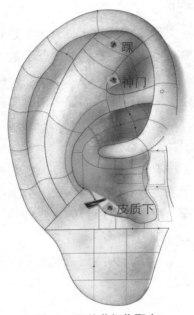

踝

神门

皮质下

图 47 踝关节扭伤取穴

跟痛症

主要症状：站立及行走时跟骨疼痛，可放射至足底，晨起劳累或受凉时疼痛加重，轻度活动后疼痛减轻。局部压痛多局限于跖腱膜起点，有时可触及硬性结节。X线可见跟骨下骨刺形成。

跟痛症多见于 40 ~ 60 岁中老年人，有长期劳损病史。分为跟后痛、跟下痛、跟骨痛（肾虚性跟痛），以跟下痛多见。

中医学认为本病的发生多因肾气不足。

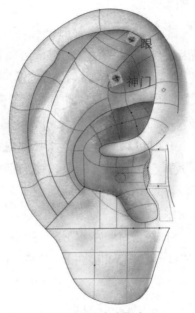

跟

神门

图 48　跟痛症取穴

背肌筋膜炎

主要症状：项背部酸痛不适，肌肉僵硬发板，有沉重感，可向两侧背部及肩胛部放射，晨起、劳累、阴雨天及受凉时加重，轻微活动后疼痛减轻。轻按无明显压痛，重按有时可触及棘突旁及肩胛内侧沿压痛，并有痛性结节，疼痛部位广泛。颈部、肩关节活动正常或轻度受限。

中医学认为本病多因过度劳损，风寒湿邪外侵，气滞血瘀所致。

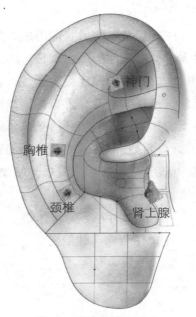

神门

胸椎

颈椎

肾上腺

图 49 背肌筋膜炎取穴

急性腰扭伤

主要症状：伤后立即出现腰部疼痛，呈持续性剧痛，次日可因局部出血、肿胀，腰痛更为严重；也有的只是轻微扭转一下腰部，当时并无明显痛感，但休息后次日感到腰部疼痛。腰部活动受限，不能挺直、俯、仰、扭转感困难，咳嗽、喷嚏、大小便时疼痛加剧。

损伤初期卧硬板床休息，注意除外脊柱结核、肿瘤、骨折、拖尾、韧带断裂等疾病。

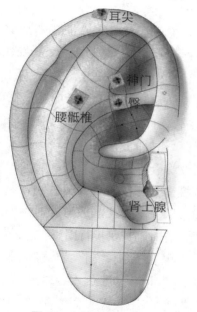

耳尖

神门

臀

腰骶椎

肾上腺

图50　急性腰扭伤取穴

腰部劳损

主要症状：①腰肌筋膜劳损：慢性起病，腰部隐痛，反复发作，时轻时重，休息减轻，劳累及阴冷天气加重。②棘上韧带劳损：腰部酸痛，可向项部或臀部反射，弯腰及劳累时加重，平卧减轻。③腰三横突综合征：腰部及臀部酸痛，痛位模糊，可扩散至大腿后侧，但不超过膝关节，晨起或弯腰时疼痛加重，有时翻身及步行困难。

腰部劳损，过去统称腰肌劳损，是由于过度负重、过度劳损、长期弯腰工作或急性腰部扭伤治疗不当等引起的慢性腰痛。

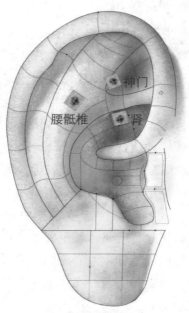

神门

腰骶椎

肾

图 51 腰部劳损取穴

腰椎间盘突出症

主要症状：腰部疼痛，多为间歇性，少数为持续性，并伴有下肢放射痛的部位皮肤感觉减退。咳嗽、屏气等动作及弯腰伸膝久坐可引起疼痛加重，屈髋屈膝休息时症状减轻。腰部僵直呈保护性侧弯，压痛局限于患椎棘间或棘旁，为深压痛，并可引起下肢放射痛。

腰椎间盘突出症初期宜卧硬板床休息，或佩戴腰围固定；后期进行前屈后伸、左右侧屈、左右回旋、直腿抬高及"飞燕点水"等功能锻炼。

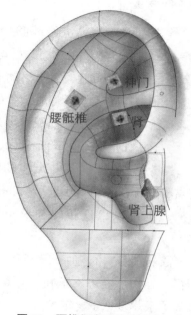

图 52　腰椎间盘突出症取穴

腰椎骨质增生

主要症状：早期为腰腿酸痛，程度较轻，时轻时重，尤以久坐、劳累后或晨起时明显，适当活动或休息后减轻。随着腰椎骨质增生的严重，活动时感觉腰部僵硬，疼痛无力。休息时重，稍事活动后减轻，过劳则加剧。当腰椎增生物刺激或压迫脊神经，可引起腰部的放射痛，也可以出现腰腿痛及下肢麻木。

腰椎骨质增生症一般与年龄、劳损、外伤、姿势不正确等有着直接的关系。多见于老年人。

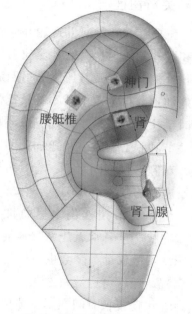

神门

腰骶椎

肾

肾上腺

图 53　腰椎骨质增生取穴

骶髂关节扭挫伤

主要症状：腰骶部疼痛并向臀部和股外侧放射，有的甚至放射到小腿外侧，弯腰及腹压增高可引起疼痛加重。自觉双下肢不等长，行走时手扶患处以减少震动。患侧腰骶关节肿胀，髂腰三角压痛、叩击痛，双侧髂棘不同水平，有时可以触及痛性结节。

骶髂关节扭挫伤多呈急性发作，症状严重者常无法站立，甚至卧床，不敢移动。少数也可转为慢性病程，迁延可达数月之久。大多与急性扭伤或长时间在不良体位下劳动有关。

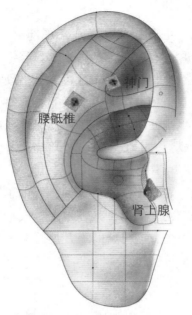

神门

腰骶椎

肾上腺

图 54　骶髂关节扭挫伤取穴

尾骨痛

主要症状：局限性尾部疼痛，有时可有骶下部、臀上部、腰下部及沿坐骨神经分布区疼痛，坐硬板凳及腹压增高时疼痛加重，有时会产生排便恐惧，卧床休息时疼痛减轻或消失。骶尾联合处压痛，多无肿胀。有外伤史。

尾骨痛多见于女性，可由于意外撞伤，如滑倒坐在地上，或不当的坐姿，或分娩时伤及尾骨及附近组织等引起。

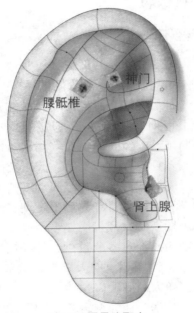

图 55 尾骨痛取穴

妇科疾病

月经不调

主要症状：月经失去正常规律性，期、量、色、质等发生异常。

月经先期、月经后期、月经先后不定期、月经过多、月经过少、经期延长、经间期出血等均属月经不调。月经提前或错后7天以上为月经先期或后期；月经周期或前或后没有规律为月经先后不定期；月经周期正常，经量明显多于或少于既往为月经过多或过少；月经周期正常，经期超过7天以上，甚或2周方净为经期延长等。

中医学认为本病多由气虚不固、热扰冲任，或寒凝气滞血瘀、冲任受阻，或肝郁气滞、肾气虚衰等引起。

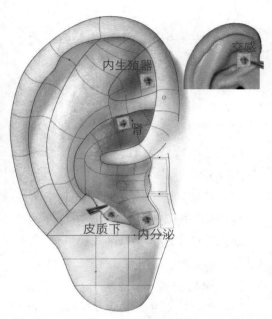

图 56 月经不调取穴

痛　经

主要症状：月经来潮后数小时出现小腹疼痛，亦可在经前 1 ~ 2 天开始疼痛，经期加重。疼痛多为下腹坠胀痛或绞痛，可放射至腰骶部、肛门、会阴部等处。疼痛可持续数小时或数天不等，其程度亦因人而异。

痛经可分为原发性痛经和继发性痛经，原发性痛经多见于月经初潮不久的未婚或未孕的年轻女性。

耳穴压丸用于治疗原发性痛经，多从经前 3 ~ 7 天开始，连续 3 个月经周期为一疗程。注意经期卫生，避免过食生冷、精神刺激、过度劳累。

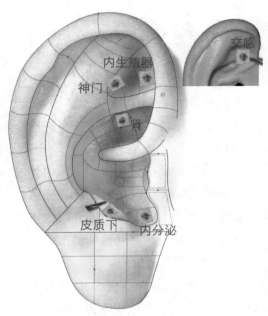

交感

内生殖器

神门

肾

皮质下　内分泌

图 57　痛经取穴

闭　经

主要症状：年逾 16 岁月经尚未来潮，为原发性闭经；既往有过月经，停止 3 个月经周期以上，为继发性闭经。青春期前、妊娠期、哺乳期和绝经后的闭经属于生理性闭经。

闭经的病因繁多，加上体内外环境的影响，使病情复杂化，导致诊断和治疗上的困难。因此闭经患者的辅助检查，对其诊断的准确性具有极其重要的价值。

中医学认为本病多因肝肾不足或气血虚弱致冲任虚损，血海空虚，或因气滞血瘀、痰湿阻滞而脉道不通所致。

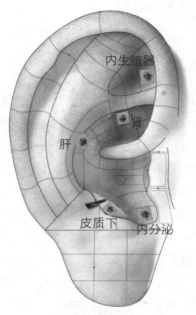

内生殖器

肾

肝

皮质下   内分泌

图 58 闭经取穴

经前期综合征

主要症状：经前期出现烦躁易怒、失眠、紧张、压抑以及头痛、乳房胀痛、颜面浮肿等，严重者可影响正常生活。

经前期综合征病因尚不十分清楚，可能与情绪紧张、不愉快等精神因素有关。是指妇女在月经周期的后期表现出的一系列生理和情感方面的不适症状，与精神和内科疾病无关，在月经来潮后自行恢复正常状态。

中医学认为本病多因肝气郁结或肝肾阴虚，或脾肾阳虚，或心脾两虚而致。

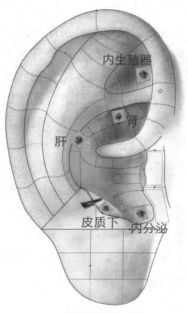

内生殖器

肾

肝

皮质下   内分泌

图 59　经前期综合征取穴

更年期综合征

主要症状：烘热面赤汗出、精神倦怠、烦躁易怒、头晕目眩、耳鸣心悸、失眠健忘、腰背酸痛、手足心热，或月经紊乱等。这些症状常参差出现，发作次数和时间无规律性，病程长短不一，短者数月，长者可迁延数年以至十数年不等。

更年期综合征又称围绝经期综合征，是指妇女在绝经前后，因性激素分泌量减少，出现的一系列自主神经功能失调所致身体与精神方面的症状。治疗同时，注意心理疏导。

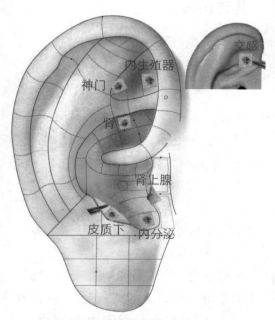

内生殖器

神门

交感

肾

肾上腺

皮质下 内分泌

图 60　更年期综合征取穴

儿科疾病

小儿腹泻

主要症状：大便次数增多，每日3～5次，多达10次以上，呈淡黄色，如蛋花样，或色褐而臭，可有少量黏液，或伴有恶心、呕吐、腹痛、发热、口渴等症。

小儿腹泻是多病原、多因素引起的以腹泻为主症的一组疾病，一年四季都可发病，尤以夏秋两季为多。可由病毒、细菌、寄生虫、真菌等引起。肠道外感染、滥用抗生素所致的肠道菌群紊乱、过敏、喂养不当及气候因素也可致病。腹泻。

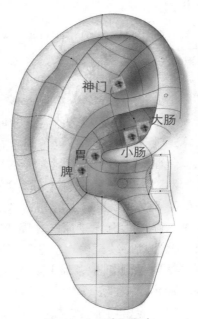

神门

大肠

胃

小肠

脾

图 61　小儿腹泻取穴

小儿遗尿

主要症状：睡中小便自遗，醒后方觉，数夜或每夜一次，甚至一夜数次。

小儿遗尿大多数属于功能性的，其症状与白天疲劳程度、家庭环境、对新环境的适应性等因素有关。合理安排小儿饮水和训练小儿排尿对遗尿症患儿来说十分重要。但如果5岁或5岁以上的儿童多次发生入睡后无意识排尿，每周达2次以上并且持续至少6个月，而清醒状态下则无此现象，则应被视为异常，临床上称之为原发性夜遗尿症。

家长应密切配合，控制患儿睡前饮水，夜间定时唤醒患儿定时排尿，使其逐渐养成定时排尿的习惯。

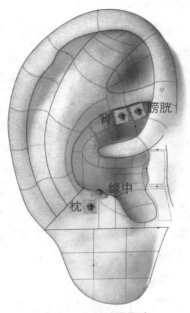

膀胱

肾

缘中

枕

图 62 小儿遗尿取穴

脑性瘫痪

主要症状：小儿智能障碍，发育迟缓，如抬头和坐起困难，并有步态不稳等运动障碍，可有四肢瘫、偏瘫、双下肢瘫、单瘫等。

脑性瘫痪是一种因大脑皮层发育不全和弥散性的脑萎缩、脑软化引起的一种非进行性脑损伤综合征。病因包括先天因素、早产、产程缺氧、产伤、感染、出血、中毒及外伤等。中医学认为本病由先天不足导致肾精不足，髓海失充，脑失所养而致。

治疗期间注意加强肢体功能训练、语言和智力培训。

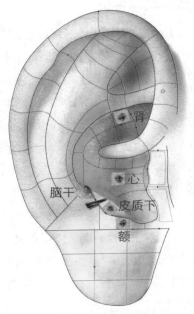

肾

心

脑干

皮质下

额

图 63　脑性瘫痪取穴

儿童多动综合征

主要症状：智力正常或接近正常，但注意力不集中，动作过多，情绪不稳，冲动任性，学习成绩落后，以及各种行为问题，如逃学、说谎、打架等。部分患者可有轻微神经系统症状，如动作笨拙、轮替运动和精细动作不灵便、字迹不正等，少数可出现锥体束征、肌张力增高、腱反射亢进或不对称。

注意加强教育与诱导，配合一定的心理治疗，多加关怀和鼓励，使患儿逐步养成良好的生活习惯和健康行为。

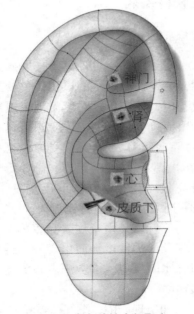

图 64 儿童多动综合征取穴

皮肤科疾病

荨麻疹

主要症状：急性荨麻疹发病急骤，突发大小不等的风团，色淡红或苍白，伴剧痒，时起时消，退后不留痕迹。胃肠道黏膜受累可伴有腹痛和腹泻，喉头黏膜受累，可有胸闷、憋气、呼吸困难、心悸等全身症状。慢性荨麻疹可反复发作，时轻时重，迁延数月或更久。

荨麻疹是由于皮肤黏膜小血管扩张及渗透性增加而出现的一种局限性水肿反应。多数患者找不到明显病因。

如出现胸闷、憋气、呼吸困难、心悸等全身症状，应采取综合治疗措施。过敏体质者，避免接触过敏原。

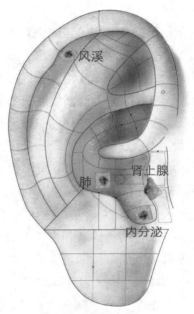

风溪

肾上腺

肺

内分泌

图 65 荨麻疹取穴

瘙痒

主要症状：初起瘙痒仅限一处，无任何原发性皮损，然后波及全身。瘙痒常为阵发性，尤以夜间为甚。经常搔抓，局部皮肤可有肥厚、湿疹样变或苔藓样变、皲裂等继发性损害。

瘙痒病分全身性和局限性两种。全身性的常见于成人，可由系统性疾病、气候改变、理化因素、进食辛辣食物、饮酒和皮肤本身干燥等引起；局限性的可由痔瘘、寄生虫和局部摩擦、多汗等引起。

中医学认为本病多因血热、血虚、风湿、风寒等所致。

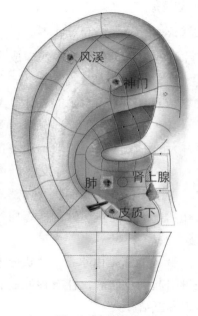

风溪

神门

肺 肾上腺

皮质下

图 66 瘙痒取穴

带状疱疹

主要症状：初起皮肤上先出现带片状的红色斑丘疹，很快即成绿豆大到黄豆大小的水疱，3～5个簇集成群呈带状排列，皮损常发于身体一侧如腰胁部、胸部、颜面、大腿内侧等处，一般不超过正中线。皮疹出现前常有发热、倦怠、食欲不振等前驱症状及局部皮肤知觉过敏、灼热、针刺样疼痛等症状。

带状疱疹是由水痘-带状疱疹病毒引起的皮肤病，伴有神经痛和附近淋巴结肿大。

饮食清淡，忌食辛辣、油腻、鱼虾、牛羊肉等。

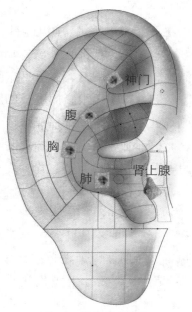

图 67 带状疱疹取穴

神经性皮炎

主要症状：局限性神经性皮炎好发于颈侧、项部、额部，其次为骶尾、肘窝、腘窝，亦可见于腰背、两髋、外阴、眼睑周围及四肢伸侧等处。先感觉局部瘙痒，情绪波动时瘙痒加剧，由于搔抓皮肤迅速呈苔藓化，以致越搔越痒，皮损加重，而成恶性循环。

神经性皮炎中医学称为"牛皮癣"，认为主要是肝经湿热及肺经风毒客于肌肤腠理之间，兼有风湿热邪乘虚袭入，生风化热伤阴而致。

患者要忌恼怒，忌食辛辣、饮酒，忌用热水洗烫。

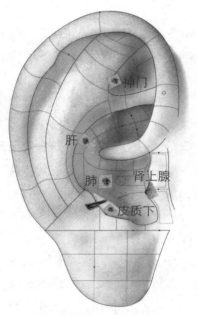

神门

肝

肺 肾上腺

皮质下

图 68　神经性皮炎取穴

痤疮

主要症状：初起粉刺、丘疹，后期出现脓疱、硬节等多形性皮损。好发于面部。

痤疮是一种毛囊与皮脂腺的慢性炎症性皮肤病，其发生主要与皮脂分泌过多、毛囊皮脂腺导管堵塞、细菌感染和炎症反应等因素密切相关。好发于青少年，对青少年的心理和社交影响很大，青春期后往往能自然减轻或痊愈。

中医学认为本病多因饮食不节，肺胃湿热，复感风邪而发病。

严禁用手挤压，以免引起继发性感染，遗留瘢痕。忌食辛辣、油腻及糖类食品。

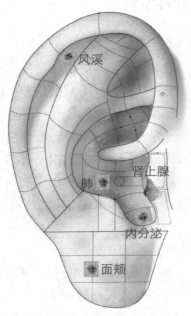

风溪

肾上腺

肺

内分泌

面颊

图 69　痤疮取穴

五官科疾病

近 视

主要症状：视近清晰，视远模糊，视物昏渺，视力减退。近视的程度越高，所能看清的目标越近。高度近视常并发玻璃体退行性混浊或液化，患者往往自觉眼前有黑影飘动。高度轴性近视，由于眼球矢状轴过长，可呈眼球突出的外貌。

近视的成因或与遗传有关，或因不注意用眼卫生引起。

贴耳豆对轻、中度近视疗效较好，假性近视疗效显著，年龄越小治愈率越高。患者要注意用眼卫生。

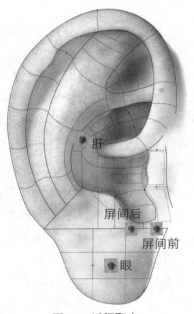

肝

屏间后

屏间前

眼

图 70 近视取穴

视神经萎缩

主要症状：患眼外观无异常而视力逐渐下降，甚至完全失明。

检查：常伴有视野向心性缩小或呈扇形缺损。眼底检查原发性视神经萎缩可见视乳头变苍白色，境界清楚。早期视网膜血管正常，晚期视网膜血管变细，毛细血管消失。继发性视神经萎缩可见乳头苍白或淡黄色，边缘模糊，筛板亦不清楚。在视乳头上及其周围的视网膜胶质增殖。

视神经萎缩用耳穴压丸治疗有一定疗效，可控制病情进展，提高视力，延缓致盲。

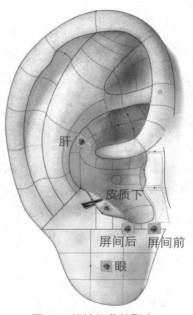

肝

皮质下

屏间后　屏间前

眼

图 71　视神经萎缩取穴

耳鸣 耳聋

主要症状：耳鸣以自觉耳内鸣响为主症，耳聋以听力减退或听力丧失为主症。

耳聋、耳鸣是听觉异常的两种症状。病因较复杂，与疲劳、睡眠、月经周期、情绪、头部血循状态及内耳缺氧等都有关。现代医学认为内耳疾病、某些药物等导致听神经等损伤或先天听觉障碍可致耳聋，而内耳的血管痉挛常是耳鸣发生的重要原因。

治疗期间避免劳倦，节制房事，调畅情志，避免使用耳毒性药物。

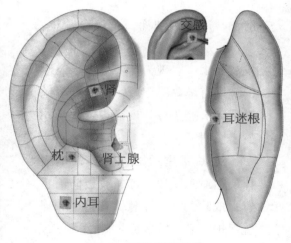

图 72　耳鸣 耳聋取穴

交感

肾

枕

肾上腺

内耳

耳迷根

145

鼻　炎

主要症状：急性鼻炎初起鼻干燥、痒感，打喷嚏，随后鼻塞，流清涕，后变为浊涕，可伴有发热、全身不适。慢性鼻炎多由急性鼻炎发展而来，表现为鼻塞、多黏液性涕，可有鼻黏膜肥厚，还可有嗅觉减退、头痛头昏、说话鼻音，易并发慢性咽炎。

患者要注意锻炼身体，增强体质，避免受风受凉，积极防治感冒；戒除烟酒，注意饮食卫生和环境保护，避免粉尘长期刺激。

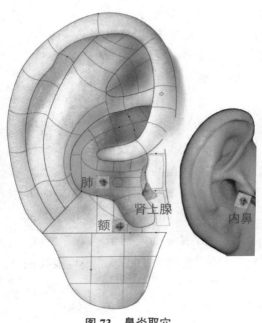

肺

肾上腺

额

内鼻

图 73 鼻炎取穴

咽　炎

主要症状：急性咽炎起病较急，出现咽干、灼热，继而疼痛甚至吞咽困难，可有发热、头痛、食欲不振、四肢疼痛，若炎症波及喉部，则有咳嗽和声音嘶哑。慢性咽炎的咽部可有干燥、发痒、灼热、微痛、异物感，或发生刺激性咳嗽。

急性咽炎多由急性鼻炎向下蔓延所致，也有开始即发生于咽部者，多因病毒或细菌感染等所致。慢性咽炎常为上呼吸道慢性炎症的一部分。

患者要忌烟酒及辛辣刺激食物，注意休息。

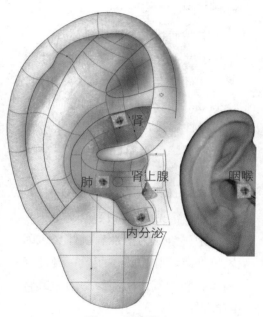

肾

肺   肾上腺

内分泌

咽喉

图 74 咽炎取穴

扁桃体炎

主要症状：急性扁桃体炎往往伴有程度不等与范围不一的急性咽炎，其症状与一般急性咽炎相似，有咽痛、低热和其他轻度全身症状。慢性扁桃体炎有咽内发干、发痒、异物感、刺激性咳嗽、口臭等轻微症状。

扁桃体炎多发于儿童及青年，是一种很常见的咽部疾病。

中医学认为急性扁桃体炎多因风热外袭、肺胃热重所致；慢性扁桃体炎多由气血阻滞、肺阴虚或肾阴虚引起虚火上炎而致。

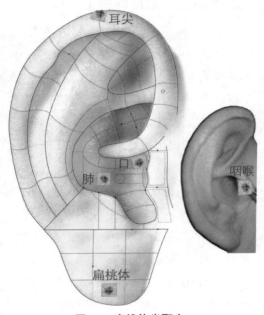

耳尖

口

肺

咽喉

扁桃体

图 75　扁桃体炎取穴

颞下颌关节紊乱综合征

主要症状：张口受限，关节区疼痛，运动障碍，关节弹响，有的伴有头痛、头晕、眼胀、视力下降、耳疼、耳堵、听力障碍，肩部、颈部、枕部出现疼痛。关节周围的肌肉也可发生疼痛，按压时亦痛，但很少自发性疼痛。

颞下颌关节紊乱综合征是口腔科常见病。发病与多种因素有关，如咬合关系异常、关节发育不对称、单侧咀嚼、进餐时用力过猛、突然用力咬碎坚硬的食物、张口过大过久、夜间磨牙、意外损伤、精神紧张等。

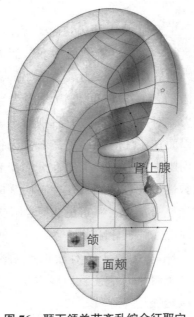

肾上腺

颌

面颊

图 76　颞下颌关节紊乱综合征取穴

牙 痛

主要症状：牙齿疼痛。遇冷、热、酸、甜饮食刺激后疼痛，而去除刺激后痛止者多为龋齿，如去除刺激后经一段时间仍痛者多为牙髓炎。对冷、热、酸、甜刺激不敏感，而在咬牙时疼痛更甚者多为根尖周围炎和冠周炎。急性牙周炎和化脓性根尖周围炎，往往在咬牙时疼痛显著加重，并可见患牙部位和颌面部红肿、牙龈溢脓等。

贴耳豆对牙痛有暂时止痛效果。患者平时应注意口腔卫生，避免冷热酸甜等刺激。

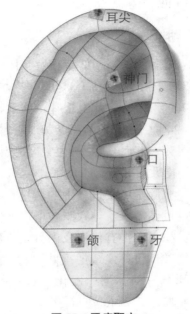

图 77 牙痛取穴

其 他

肥 胖

肥胖的诊断：体重指数［体重（公斤）除以身高（米）的平方］在 20 ~ 24 之间者为正常，体重指数 >24 而 ≤ 26 者为轻度肥胖；体重指数 >26 而 ≤ 28 者为中度肥胖；体重指数 >28 者为重度肥胖。

肥胖是由于进食中的热量长期超过机体需要，导致脂肪增多并储存堆积。常伴有代谢及内分泌方面的异常，可并发或加重糖尿病、高血压病、动脉粥样硬化、冠心病、高脂血症、痛风、胆石症等。

贴耳豆对单纯性肥胖疗效显著，治疗同时应调控饮食，坚持运动。

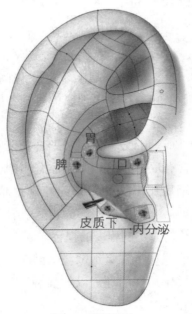

胃

脾

口

皮质下　内分泌

图 78　肥胖取穴

戒烟综合征

主要症状：精神萎靡，疲倦乏力，焦虑不安，呵欠连作，流泪流涎，口淡无味，咽喉不适，胸闷，恶心呕吐，甚至出现肌肉抖动、感觉迟钝等。

戒烟综合征是因吸烟者长期吸入含有尼古丁的烟叶制品，当中断吸烟后所出现的一系列瘾癖症状。吸烟对人体的呼吸、心血管、神经系统均有不同程度的损害。

戒烟者在吸烟欲望最强时，自己按压贴好的耳豆以加强刺激，使烟瘾消失。

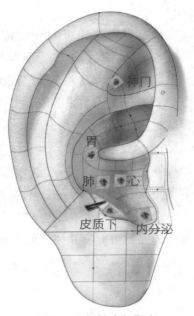

神门

胃

肺 心

皮质下   内分泌

图 79 戒烟综合征取穴

雀　斑

主要症状：雀斑多发于面部，特别是鼻梁部和眼睑下，为淡褐色至黄褐色针尖至米粒大小圆形或类圆形斑点，密集分布但互不融合，多数呈对称性。

雀斑女性居多。多在 4 ~ 5 岁开始发生，随年龄增长逐渐增多，青春期最明显，之后一般不再增加，老年逐渐减少。日晒、X 线、紫外线的照射可促发并使其加重。

在治疗期间尽量避免日光照射。

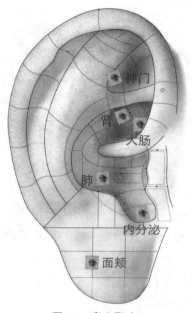

神门
肾
大肠
肺
内分泌
面颊

图 80 雀斑取穴

黄褐斑

主要症状：颧部、两颊、鼻、前额等处出现黄褐色、淡褐色或咖啡色斑，边界较清，形状不规则。最初为多发性，渐渐融合成片，对称分布。面部无鳞屑，无其他不适。

黄褐斑，俗称"妊娠斑""蝴蝶斑"，多见于怀孕、人工流产及分娩后的女性。一般认为与雌激素代谢失调及自主神经功能紊乱有关，另外还与日晒、化妆品和长期服用某些药物（如避孕药）以及某些慢性病有关。

在治疗期间尽量避免日光照射，停用引起本病的药物。

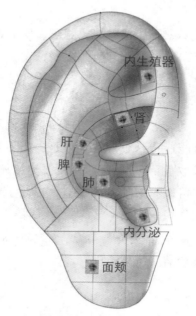

内生殖器

肾

肝
脾
肺

内分泌

面颊

图 81　黄褐斑取穴

衰老

主要症状：神疲健忘，反应迟钝，腰膝无力，动作缓慢，发脱齿摇，眩晕耳鸣，气短乏力，食欲不振，睡眠减少等。

衰老是一种自然规律，我们不可能违背这个规律。但是，当人们采取良好的生活习惯和保健措施，就可以有效地延缓衰老，提高生活质量。

配合艾灸、推拿，适当运动，饮食清淡、易消化、富营养。

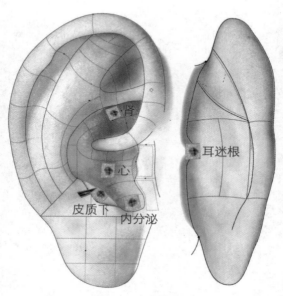

图 82　衰老取穴

附一 耳穴治病机理

耳穴，不同于传统的针灸穴位，往往用人体的脏腑、躯体部位来命名，准确地说，应该叫作耳部反射区，也就是人体的部位在耳郭上"映射"的区域。可用各种方法（按摩、贴压、针刺等）对耳穴进行刺激，从而防治疾病。其治疗范围较广，操作方便，且对疾病的诊断也有一定的参考意义。

一、耳与经络脏腑的关系

耳与经络之间有着密切的联系，十二经脉都直接或间接上达于耳。奇经八脉中阴跷、阳跷脉并入耳后，阳维脉循头入耳。所以《灵枢·口问》说："耳者，宗脉之所聚也。"

耳与脏腑的关系密切，据《内经》《难经》等书记载，耳与脏腑在生理功能上是息息相关的。而且人体的内脏或躯体发病时，往往在耳的相应部位出现压痛敏感、皮肤电特异性改变和变形、变色等反应。可见，耳与脏腑的病理变化也是不可分割的。

二、耳郭表面部位名称

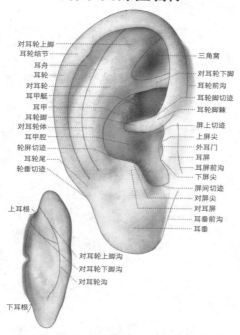

对耳轮上脚
耳轮结节
耳舟
耳轮
对耳轮
耳甲艇
耳甲
耳轮脚
对耳轮体
耳甲腔
轮屏切迹
耳轮尾
轮垂切迹

三角窝
对耳轮下脚
耳轮前沟
耳轮脚切迹
耳轮脚棘
屏上切迹
上屏尖
外耳门
耳屏
耳屏前沟
下屏尖
屏间切迹
对屏尖
对耳屏
耳垂前沟
耳垂

上耳根

对耳轮上脚沟
对耳轮下脚沟
对耳轮沟

下耳根

图附 1　耳郭表面解剖名称及有关术语

（一）耳郭正面

1.耳垂：耳郭下部无软骨的部分。

耳垂前沟：耳垂与面部之间的浅沟。

2.耳轮：耳郭外侧边缘的卷曲部分。

耳轮脚：耳轮深入耳甲的部分。

耳轮脚棘：耳轮脚与耳轮之间的隆起。

耳轮脚切迹：耳轮脚棘前方的凹陷处。

耳轮结节：耳轮外上方的膨大部分。

耳轮尾：耳轮向下移行于耳垂

的部分。

轮垂切迹：耳轮与耳垂后缘之间的凹陷处。

耳轮前沟：耳轮与面部之间的浅沟。

3. 对耳轮：与耳轮相对呈"Y"字形的隆起部，由对耳轮体、对耳轮上脚和对耳轮下脚三部分组成。

对耳轮体：对耳轮下部呈上下走向的主体部分。

对耳轮上脚：对耳轮向上分支的部分。

对耳轮下脚：对耳轮向前分支的部分。

轮屏切迹：对耳轮与对耳屏之间的凹陷处。

4.耳舟：耳轮与对耳轮之间的凹沟。

5.三角窝：对耳轮上、下脚与相应耳轮之间的三角形凹窝。

6.耳甲：部分耳轮和对耳轮、对耳屏、耳屏及外耳门之间的凹窝。由耳甲艇、耳甲腔两部分组成。

耳甲艇：耳轮脚以上的耳甲部。

耳甲腔：耳轮脚以下的耳甲部。

7.耳屏：耳郭前方呈瓣状的隆起。

屏上切迹：耳屏与耳轮之间的凹陷处。

上屏尖：耳屏游离缘上隆起部。

下屏尖：耳屏游离缘下隆起部。

耳屏前沟：耳屏与面部之间的浅沟。

8. 对耳屏：耳垂上方、与耳屏相对的瓣状隆起。

对屏尖：对耳屏游离缘隆起的顶端。

屏间切迹：耳屏和对耳屏之间的凹陷处。

9. 外耳门：耳甲腔前方的孔窍。

（二）耳郭背面

对耳轮上脚沟：对耳轮上脚在耳背呈现的凹沟。

对耳轮下脚沟：对耳轮下脚在耳背呈现的凹沟。

对耳轮沟：对耳轮体在耳背呈

现的凹沟。

上耳根：耳郭与头部相连的最上处。

下耳根：耳郭与头部相连的最下处。

三、耳穴的分布

耳穴在耳郭的分布有一定的规律，其形如倒立的胎儿：与头面相应的穴位在耳垂，与上肢相应的穴位居耳舟，与躯干和下肢相应的穴位在对耳轮体部和对耳轮上、下脚，与内脏相应的穴位集中在耳甲。

四、耳郭基本标志线的划定

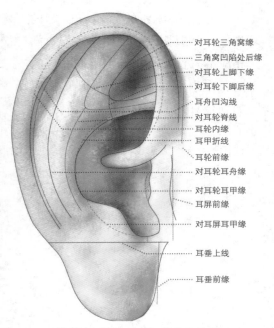

对耳轮三角窝缘
三角窝凹陷处后缘
对耳轮上脚下缘
对耳轮下脚后缘
耳舟凹沟线
对耳轮脊线
耳轮内缘
耳甲折线
耳轮前缘
对耳轮耳舟缘
对耳轮耳甲缘
耳屏前缘
对耳屏耳甲缘
耳垂上线
耳垂前缘

图附 2　耳郭基本标志线示意图

下列耳郭基本标志线的划定适用于耳郭分区的说明:

1. 耳轮内缘: 即耳轮与耳郭其他部分的分界线。是指耳轮与耳舟、对耳轮上下脚、三角窝及耳甲等部的折线。

2. 耳甲折线: 是指耳甲内平坦部与隆起部之间的折线。

3. 对耳轮脊线: 是指对耳轮体及其上、下脚最凸起处之连线。

4. 耳舟凹沟线: 是指沿耳舟最凹陷处所做的连线。

5. 对耳轮耳舟缘: 即对耳轮与耳舟的分界线。是指对耳轮(含对耳轮上脚)脊与耳舟凹沟之间的中线。

6.三角窝凹陷处后缘：是指三角窝内较低平的三角形区域的后缘。

7.对耳轮三角窝缘：即对耳轮上、下脚与三角窝的分界线。是指对耳轮上、下脚脊与三角窝凹陷处后缘之间的中线。

8.对耳轮耳甲缘：即对耳轮与耳甲的分界线。是指对耳轮（含对耳轮下脚）脊与耳甲折线之间的中线。

9.对耳轮上脚下缘：即对耳轮上脚与对耳轮体的分界线。是指从对耳轮上、下脚分叉处向对耳轮耳舟缘所做的垂线。

10.对耳轮下脚后缘：即对耳轮下脚与对耳轮体的分界线。是指从对耳轮上、下脚分叉处向对耳轮耳甲缘所做的垂线。

11. 耳垂上线：即耳垂与耳郭其他部分的分界线。是指过屏间切迹与轮垂切迹所做的直线。

12. 对耳屏耳甲缘：即对耳屏与耳甲的分界线。是指对耳屏内侧面与耳甲的折线。

13. 耳屏前缘：即耳屏外侧面与面部的分界线。是指沿耳屏前沟所做的直线。

14. 耳轮前缘：即耳轮与面部的分界线。是指沿耳轮前沟所做的直线。

15. 耳垂前缘：即耳垂与面颊的分界线。是指沿耳垂前沟所做的直线。

五、耳郭标志点、线的设定

1. 在耳轮内缘上，设耳轮脚切迹至对耳轮下脚间中、上 1/3 交界处为 A 点。

2. 在耳甲内，由耳轮脚消失处向后作一水平线与对耳轮耳甲缘相交，设交点为 D 点。

3. 设耳轮脚消失处至 D 点连线的中、后 1/3 交界处为 B 点。

4. 设外耳道口后缘上 1/4 与下 3/4 交界处为 C 点。

5. 从 A 点向 B 点作一条与对耳轮耳甲艇缘弧度大体相仿的曲线为 AB 线。

6. 从 B 点向 C 点作一条与耳轮脚下缘弧度大体相仿的曲线为 BC 线。

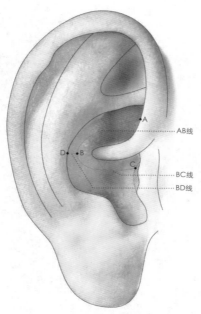

图附 3　耳郭标志点或线示意图

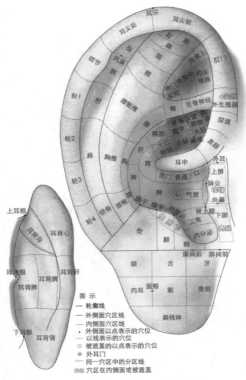

图示

— 轮廓线
— 外侧面穴区线
— 内侧面穴区线
⋯ 外侧面以点表示的穴位
∘ 以线表示的穴位
∘ 被遮盖的以点表示的穴位
● 外耳门
— 同一穴区中的分区线
▨ 穴区在内侧面或被遮盖

图附 4 耳穴定位图（中文）

182

六、耳穴名称、定位和主治

分区	穴名	定位	主治
耳轮	耳中	在耳轮脚处	呃逆、荨麻疹、皮肤瘙痒症、小儿遗尿、咯血、出血性疾病
	直肠	在耳轮脚棘前上方的耳轮处	便秘、腹泻、脱肛、痔疮
	尿道	在直肠上方的耳轮处	尿频、尿急、尿痛、尿潴留
	外生殖器	在对耳轮下脚前方的耳轮处	睾丸炎、附睾炎、外阴瘙痒症
	肛门	在三角窝前方的耳轮处	痔疮、肛裂
	耳尖前	在耳郭向前对折上部尖端的前部	感冒、痔疮
	耳尖	在耳郭向前对折的上部尖端处	发热、高血压、急性结膜炎、麦粒肿、牙痛、失眠

分区	穴名	定位	主治
耳轮	耳尖后	在耳郭向前对折上部尖端的后部	扁桃体炎
	结节	在耳轮结节处	头晕、头痛、高血压
	轮 1	在耳轮结节下方的耳轮处	发热、扁桃体炎、上呼吸道感染
	轮 2	在轮 1 区下方的耳轮处	
	轮 3	在轮 2 区下方的耳轮处	
	轮 4	在轮 3 区下方的耳轮处	
耳舟	指	在耳舟上方处	甲沟炎、手指麻木和疼痛
	腕	在指区的下方处	腕部疼痛
	风溪	在耳轮结节前方，指区与腕区之间	荨麻疹、皮肤瘙痒症、过敏性鼻炎

分区	穴名	定位	主治
耳舟	肘	在腕区的下方处	肱骨外上髁炎、肘部疼痛
	肩	在肘区的下方处	肩关节周围炎、肩部疼痛
	锁骨	在肩区的下方处	肩关节周围炎
对耳轮	跟	在对耳轮上脚前上部	足跟痛
	趾	在耳尖下方的对耳轮上脚后上部	甲沟炎、趾部疼痛
	踝	在趾、跟区下方处	踝关节扭伤
	膝	在对耳轮上脚中 1/3 处	膝关节疼痛、坐骨神经痛
	髋	在对耳轮上脚的下 1/3 处	髋关节疼痛、坐骨神经痛、腰骶部疼痛
	坐骨神经	在对耳轮下脚的前 2/3 处	坐骨神经痛、下肢瘫痪

分区	穴名	定位	主治
对耳轮	交感	在对耳轮下脚前端与耳轮内缘交界处	胃肠痉挛、心绞痛、胆绞痛、输尿管结石、自主神经功能紊乱
	臀	在对耳轮下脚的后 1/3 处	坐骨神经痛、臀筋膜炎
	腹	在对耳轮体前部上 2/5 处	腹痛、腹胀、腹泻、急性腰扭伤、痛经、产后宫缩痛
	腰骶椎	在腹区后方	腰骶部疼痛
	胸	在对耳轮体前部中 2/5 处	胸胁疼痛、肋间神经痛、胸闷、乳腺炎
	胸椎	在胸区后方	胸痛、经前乳房胀痛、乳腺炎、产后泌乳不足
	颈	在对耳轮体前部下 1/5 处	落枕、颈椎疼痛
	颈椎	在颈区后方	落枕、颈椎综合征

分区	穴名	定位	主治
三角窝	角窝上	在三角窝前 1/3 的上部	高血压
	内生殖器	在三角窝前 1/3 的下部	痛经、月经不调、白带过多、功能性子宫出血、阳痿、遗精、早泄
	角窝中	在三角窝中 1/3 处	哮喘
	神门	在三角窝后 1/3 的上部	失眠、多梦、戒断综合征、癫痫、高血压、神经衰弱
三角窝	盆腔	在三角窝后 1/3 的下部	盆腔炎、附件炎
耳屏	上屏	在耳屏外侧面上 1/2 处	咽炎、鼻炎
	下屏	在耳屏外侧面下 1/2 处	鼻炎、鼻塞

分区	穴名	定位	主治
耳屏	外耳	在屏上切迹前方近耳轮部	外耳道炎、中耳炎、耳鸣
	屏尖	在耳屏游离缘上部尖端	发热、牙痛、斜视
	外鼻	在耳屏外侧面中部	鼻前庭炎、鼻炎
	肾上腺	在耳屏游离缘下部尖端	低血压、风湿性关节炎、腮腺炎、链霉素中毒、眩晕、哮喘、休克
	咽喉	在耳屏内侧面上 1/2 处	声音嘶哑、咽炎、扁桃体炎、失语、哮喘
	内鼻	在耳屏内侧面下 1/2 处	鼻炎、上颌窦炎、鼻衄
	屏间前	在屏间切迹前方耳屏最下部	咽炎、口腔炎

分区	穴名	定位	主治
对耳屏	额	在对耳屏外侧面的前部	偏头痛、头晕
	屏间后	在屏间切迹后方对耳屏前下部	额窦炎
	颞	在对耳屏外侧面的中部	偏头痛、头晕
	枕	在对耳屏外侧面的后部	头晕、头痛、癫痫、哮喘、神经衰弱
	皮质下	在对耳屏内侧面	头痛、间日疟、神经衰弱、假性近视、失眠
	对屏尖	在对耳屏游离缘的尖端	哮喘、腮腺炎、睾丸炎、附睾炎、神经性皮炎
	缘中	在对耳屏游离缘上，对屏尖与轮屏切迹之中点处	遗尿、内耳性眩晕、尿崩症、功能性子宫出血
	脑干	在轮屏切迹处	眩晕、后头痛、假性近视

分区	穴名	定位	主治
耳 甲	口	在耳轮脚下方前 1/3 处	面瘫、口腔炎、胆囊炎、胆石症、戒断综合征、牙周炎、舌炎
	食道	在耳轮脚下方中 1/3 处	食管炎、食管痉挛
	贲门	在耳轮脚下方后 1/3 处	贲门痉挛、神经性呕吐
	胃	在耳轮脚消失处	胃痉挛、胃炎、胃溃疡、消化不良、恶心呕吐、前额痛、牙痛、失眠
	十二指肠	在耳轮脚及部分耳轮与 AB 线之间的后 1/3 处	十二指肠溃疡、胆囊炎、胆石症、幽门痉挛、腹胀、腹泻、腹痛
	小肠	在耳轮脚及部分耳轮与 AB 线之间的中 1/3 处	消化不良、腹痛、腹胀、心动过速

分区	穴名	定位	主治
耳甲	大肠	在耳轮脚及部分耳轮与 AB 线之间的前 1/3 处	腹泻、便秘、咳嗽、牙痛、痤疮
	阑尾	在小肠区与大肠区之间	单纯性阑尾炎、腹泻
	艇角	在对耳轮下脚下方前部	前列腺炎、尿道炎
	膀胱	在对耳轮下脚下方中部	膀胱炎、遗尿、尿潴留、腰痛、坐骨神经痛、后头痛
	肾	在对耳轮下脚下方后部	腰痛、耳鸣、神经衰弱、肾盂肾炎、遗尿、遗精、阳痿、早泄、哮喘、月经不调
	输尿管	在肾区与膀胱区之间	输尿管结石绞痛

分区	穴名	定位	主治
耳甲	胰胆	在耳甲艇的后上部	胆囊炎、胆石症、胆道蛔虫症、偏头痛、带状疱疹、中耳炎、耳鸣、急性胰腺炎
	肝	在耳甲艇的后下部	胁痛、眩晕、经前期综合征、月经不调、围绝经期综合征、高血压、近视、单纯性青光眼
	艇中	在小肠区与肾区之间	腹痛、腹胀、胆道蛔虫症
	脾	在BD线下方，耳甲腔的后上部	腹胀、腹泻、便秘、食欲不振、功能性子宫出血、白带过多、内耳性眩晕
	心	在耳甲腔正中凹陷处	心动过速、心律不齐、心绞痛、无脉症、神经衰弱、癔症、口舌生疮

分区	穴名	定位	主治
耳甲	气管	在心区与外耳门之间	哮喘、支气管炎
	肺	在心、气管区周围处	咳嗽、胸闷、声音嘶哑、皮肤瘙痒症、荨麻疹、便秘、戒断综合征
	三焦	在外耳门后下，肺与内分泌区之间	便秘、腹胀、上肢外侧疼痛
	内分泌	在屏间切迹内，耳甲腔的底部	痛经、月经不调、围绝经期综合征、痤疮、间日疟、甲状腺功能减退或亢进症
耳垂	牙	在耳垂正面前上部	牙痛、牙周炎、低血压
	舌	在耳垂正面中上部	舌炎、口腔炎
	颌	在耳垂正面后上部	牙痛、颞颌关节功能紊乱症

分区	穴名	定位	主治
耳垂	垂前	在耳垂正面前中部	神经衰弱、牙痛
	眼	在耳垂正面中央部	急性结膜炎、电光性眼炎、麦粒肿、近视
	内耳	在耳垂正面后中部	内耳性眩晕症、耳鸣、听力减退、中耳炎
	面颊	在耳垂正面眼区与内耳区之间	面瘫、三叉神经痛、痤疮、扁平疣、面肌痉挛、腮腺炎
	扁桃体	在耳垂正面下部	扁桃体炎、咽炎
耳背	耳背心	在耳背上部	心悸、失眠、多梦
	耳背肺	在耳背中内部	哮喘、皮肤瘙痒症

分区	穴名	定位	主治
耳背	耳背脾	在耳背中央部	胃痛、消化不良、食欲不振
	耳背肝	在耳背中外部	胆囊炎、胆石症、胁痛
	耳背肾	在耳背下部	头痛、头晕、神经衰弱
	耳背沟	在对耳轮沟及对耳轮上、下脚沟处	高血压、皮肤瘙痒症
耳根	上耳根	在耳与头部相连的最上处	鼻衄
	耳迷根	在耳轮脚沟的耳根处	胆囊炎、胆石症、胆道蛔虫症、腹痛、腹泻、鼻塞、心动过速
	下耳根	在耳与头部相连的最下处	低血压、下肢瘫痪、小儿麻痹后遗症

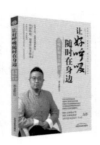

让好呼吸随时在身边——
清嗓护肺金效御方

38.00 元　2015 年 2 月出版
中国中医药出版社

御医传人苏全新著，国医大师颜正华、国医大师晁恩祥作序，国家名老中医彭建中、国家名老中医李曰庆力荐。国内唯一一本皇帝、百姓都用过的清嗓护肺金效验方书。